BEI GRIN MACHT SICH IHR WISSEN BEZAHLT

- Wir veröffentlichen Ihre Hausarbeit,
  Bachelor- und Masterarbeit

- Ihr eigenes eBook und Buch -
  weltweit in allen wichtigen Shops

- Verdienen Sie an jedem Verkauf

Jetzt bei www.GRIN.com hochladen und kostenlos publizieren

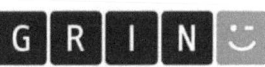

Bibliografische Information der Deutschen Nationalbibliothek:

Die Deutsche Bibliothek verzeichnet diese Publikation in der Deutschen National-bibliografie; detaillierte bibliografische Daten sind im Internet über http://dnb.d-nb.de/ abrufbar.

Impressum:

Copyright © 2017 GRIN Verlag
Druck und Bindung: Books on Demand GmbH, Norderstedt Germany
ISBN: 9783668678262

Dieses Buch bei GRIN:

https://www.grin.com/document/418662

Paulina Eing

Ursachen für den Ärztemangel in den ländlichen Regionen Deutschlands trotz des allgemeinen Anstiegs der Ärzterate

GRIN Verlag

Hochschule Fresenius

Fachbereich Wirtschaft & Medien

Studiengang: Management und Ökonomie im Gesundheitswesen

Studienort: Hamburg

Hausarbeit

Ursachen für Ärztemangel in ländlichen Regionen Deutschlands trotz allgemeinem Anstiegs der Ärzterate

Paulina Eing

1.Fachsemester

Fach: Wissenschaftliches Arbeiten

Abgabedatum: 06.02.2017

I. Inhaltsverzeichnis

II. Abbildungsverzeichnis

1 Einleitung

‚Der Ärztemangel und der Mangel an Arztstunden sind keine Prognose mehr, sondern in vielen Regionen Deutschlands längst Realität. (...)'[1] sagte Prof. Dr. med. Ulrich Montgomery, der Präsident der Bundesärztekammer, bei der Veröffentlichung der Ärztestatistik 2014.

Es existieren zahlreiche Schlagzeilen und Artikel zum Thema Ärztemangel. Das Thema wird immer akuter, so wie das Zitat schon aussagt. Besonders ländliche Regionen sind von dem Mangel betroffen. Doch warum wird von Ärztemangel gesprochen, wenn die eigentliche Anzahl der Ärzte steigt? Hat der demografische Wandel einen so starken Einfluss? Warum ist der Ärztemangel auf dem Land größer als in der Stadt? Gibt es Möglichkeiten den Mangel, der überwiegend die hausärztliche Versorgung betrifft, zu unterbinden oder wächst dieser so stark, dass es in einigen Jahren so gut wie keine hausärztliche Versorgung mehr auf dem Land geben wird? Hilft die Bedarfsplanung wirklich bei der Verteilung der Hausärzte in ländlichen Regionen?

In der folgenden Arbeit wird das Thema des Ärztemangels in ländlichen Regionen Deutschlands insbesondere der hausärztlichen Versorgung, trotz allgemein steigender Ärzterate in Deutschland, dargestellt. Dazu werden zunächst verschiedene Begriffe zum Verständnis erläutert. Daraufhin wird die Entwicklung der Ärzterate in Deutschland dargestellt, wozu die Betrachtung der Bevölkerungsentwicklung und die Entwicklung der Ärztezahlen in Deutschland in dem Zeitraum von 1990 bis 2015 zählt. Anschließend wird die aktuelle hausärztliche Versorgung in Deutschland aufgezeigt. Das darauffolgende Kapitel bezieht sich auf beeinflussende Faktoren der hausärztlichen Versorgung, die unter anderem den demografischen Wandel beinhalten. Damit die hausärztliche Versorgung auf dem Land nicht zu stark schwindet, sondern beibehalten werden kann, werden daraufhin einige Lösungsansätze erläutert.

---

[1] Osterloh [2014], S.1.

2 Begriffserklärung

Im folgenden Kapitel werden die Begriffe „Ärztemangel", „Hausärztliche Versorgung", „Vertragsärzte" und „Bedarfsplanung" erklärt. Diese sind von besonderer Bedeutung für das Thema und sollen das Verständnis erleichtern.

2.1 Ärztemangel

Die „Nachfrage nach ärztlichen Leistungen ist größer als das Angebot"[2], so definiert Nippert den Ärztemangel. Eine genaue Begriffsdefinition kann bei dem Begriff Ärztemangel nicht gegeben werden, da der Begriff unterschiedlich verwendet wird. Auf der einen Seite kann man den Ärztemangel wirtschaftlich erläutern, so wie es Nippert macht. Man kann jedoch ebenfalls nur die reinen Zahlen von gelisteten Vertragsärzten in verschiedenen Regionen vergleichen und daraus schließen, dass ein Ärztemangel vorliegt. Auf der anderen Seite kann ein Ärztemangel nach dem Bedarfsplan definiert werden, in dem Ärztesitze „nicht nur vorübergehend nicht besetzt werden können und dadurch eine unzumutbare Erschwernis der Inanspruchnahme vertragsärztlicher Leistungen für Versicherte eintritt".[3] Zusammengefasst wird davon ausgegangen, dass Ärztemangel vorliegt, wenn die Verfügbarkeit der Ärzte in einem bestimmten Planungsbereich nicht ausreicht und somit eine Unterversorgung vorliegt. Damit diese bestimmt werden kann müssen sowohl die Anzahl der Bevölkerung als auch die Anzahl der Ärzte berücksichtig werden.

2.2 Hausärztlich Versorgung

Die ambulante Patientenversorgung wird in hausärztliche und fachärztliche Versorgung unterteilt. Diese Unterteilung wurde 1993 mit dem Inkrafttreten des Gesundheitsstrukturgesetzes (GSG) getroffen.[4] Die hausärztliche Versorgung gliedert sich in vier große Punkte, die im §73 Abs. 1 Sozialgesetzbuch, fünftes Buch, (SGB V) festgehalten sind.

1. (…) „die allgemeine und fortgesetzte ärztliche Betreuung eines Patienten in Diagnostik und Therapie bei Kenntnis seines häuslichen und familiären Umfeldes; Behandlungsmethoden, Arznei- und Heilmittel der besonderen Therapierichtungen sind nicht ausgeschlossen,

2. die Koordination diagnostischer, therapeutischer und pflegerischer Maßnahmen,

---

[2] Nippert [2011], S.3.
[3] KV Baden-Württemberg [2013], S.2.
[4] Vgl. Rosenbrock/ Gerlinger [2014], S.171.

3. die Dokumentation, insbesondere Zusammenführung, Bewertung und Aufbewahrung der wesentlichen Behandlungsdaten, Befunde und Berichte aus der ambulanten und stationären Versorgung,

4. die Einleitung oder Durchführung präventiver und rehabilitativer Maßnahmen sowie die Integration nichtärztlicher Hilfen und flankierender Dienste in die Behandlungsmaßnahmen."[5]

Die hausärztliche Versorgung wird von Allgemeinmedizinern und Kinderärzten geleistet. Internisten, die keine Schwerpunktbeziehung haben, ist es frei überlassen, ob sie als Haus- oder als Facharzt tätig sein wollen.[6] Außerdem zählen „Ärzte, die nach §95 Abs. 4 und 5 Satz 1 in das Arztregister eingetragen sind und Ärzte, die am 31. Dezember 2000 an der hausärztlichen Versorgung teilgenommen haben"[7] zu der hausärztlichen Versorgung hinzu.

2.3 Vertragsärzte

Ärzte, die für die Behandlung von Sozialversicherten zugelassen sind, nennt man Vertragsärzte. Sie sind Mitglieder in den jeweils für sie zuständigen Kassenärztlichen Vereinigungen und werden durch diese organisiert. Voraussetzung für die Zulassung als Vertragsarzt ist die Approbation und eine Weiterbildung zum Facharzt.[8]

2.4 Bedarfsplanung

Die ambulante Versorgung und damit auch die Niederlassung von Ärzten, ist durch die Bedarfsplanung gesetzlich geregelt (§99ff. SGB V).[9]

2.4.1 Aufgabe des Bedarfsplanes

Die Aufgabe des Bedarfsplanes ist es eine ausgewogene Versorgung im haus- und fachärztlichen Bereich zu schaffen. Dabei erfasst die Bedarfsplanung die Zahl der zugelassenen Vertragsärzte im Verhältnis zu der Zahl der Einwohner in einem bestimmten Planungsbereich. Der Planungsbereich wird von Bundesamt für Bauwesen und Raumvermessung bestimmt.[10]

---

[5] §73 Abs.1 Sozialgesetzbuch, fünftes Buch (SGB V) v. 11.10.2016.
[6] Vgl. §73 Abs.1a Sozialgesetzbuch, fünftes Buch (SGB V) v. 11.10.2016.
[7] §73 Abs. 1a Sozialgesetzbuch, fünftes Buch (SGB V) v. 11.10.2016.
[8] Vgl. Wasem/Staudt [2013], S.364.
[9] Vgl. §99ff Sozialgesetzbuch, fünftes Buch (SGB V) v. 11.10.2016.
[10] Vgl. G-BA [2013], o.S.

Die seit 1977 bestehende Bedarfsplanung wurde im Jahr 1993 reformiert. Die Reform hatte zum Ziel, dass durch den Bedarfsplan der Anstieg der Ärzte, in vor allem überversorgten Gebieten, verhindert werden soll. Durch das GKV-Versorgungsstrukturgesetz, welches am 01.01.2012 in Kraft getreten ist, wurde dieses vorerst zentrale Ziel nicht mehr auf die Verhinderung der Überversorgung, sondern auf die Verhinderung bzw. den Ausgleich der Unterversorgung gerichtet. Der Gemeinsame Bundesausschuss bekam von dem Gesetzgeber die Erlaubnis zur Weiterentwicklung der Richtlinien der Bedarfsplanung, damit dieser flexibler auf besonders betroffene Gebiete, wie den ländlichen Raum, eingreifen kann.[11]

2.4.2 Aufstellen des Bedarfsplanes

Die Kassenärztliche Vereinigung ist dazu verpflichtet, zusammen mit den Landesverbänden der Krankenkassen einen Bedarfsplan zu erstellen. Die Voraussetzung dabei ist das gegenseitige Einverständnis der Akteure.[12]

2.4.3 Durchführung der Bedarfsplanung

Nach dem der Bedarfsplan aufgestellt ist, wird ebenfalls durch die Kassenärztliche Vereinigung die Bedarfsplanung durchgeführt. Dabei wird die Arztdichte in den festgelegten Planungsbereichen analysiert. Wird die, in dem zu analysierenden Bezirk, vorgesehene Arztdichte zu mehr als 10% überschritten, gilt dieser Planungsbereich als überversorgt. Der zuständige Landesausschuss für Ärzte und Krankenkassen legt in Bezug auf das Ärzte-Einwohner-Verhältnis fest, dass eine Überversorgung vorliegt. Ist der zuständige Landesausschuss zu dem Entschluss gekommen, dass der Bereich von einer Überversorgung betroffen ist, wird eine Zulassungssperre für neue Sitze der Vertragsärzte für den Planungsbereich angeordnet. Vertragsärzte können somit nur noch eine bestehende Praxis übernehmen oder eine Gemeinschaftspraxis bilden. Stellt der zuständige Landesausschuss jedoch eine Unterversorgung fest, so setzt dieser der Kassenärztlichen Vereinigung eine Frist zu der die Unterversorgung beglichen werden soll.[13] Ist es nicht möglich in diesem Zeitraum mit den gegebenen Mitteln die Unterversorgung zu bewältigen ist es die Pflicht der Landesausschüsse Zulassungsbeschränkungen in den Gebieten in unmittelbarer Nähe anzuordnen.[14]

---

[11] Vgl. G-BA [2013], o.S.
[12] Vgl. Simon [2013], S.289.
[13] Vgl. Simon [2013], S.289.
[14] Vgl. §100 Sozialgesetzbuch, fünftes Buch (SGB V) v. 11.10.2016.

3 Entwicklung der Ärzterate in Deutschland

Für die Darstellung der Entwicklung der Ärzterate wird im Folgenden die Bevölkerungsentwicklung von Deutschland und die Entwicklung der Gesamtzahl der Ärzte erläutert.

3.1 Bevölkerungsentwicklung in Deutschland

Die Altersstruktur der Bevölkerung durchläuft einen Wandel. Im Jahr 2008 lebten in Deutschland 82 Mio. Menschen. Darunter 9,9 Mio. 20 bis unter 30-jährige und 24,3 Mio. 30 bis unter 50-jährige. Die Altersgruppe der 50 bis unter 65-jährigen belauft sich auf 15,5 Mio. Menschen und die der 65 bis unter 80-jährigen auf 12,7 Mio. Die älteste Gruppe der 80-jährigen und älteren Menschen umfasst eine Anzahl von 4,1 Mio. Betrachtet man die prognostizierte Entwicklung für das Jahr 2020 sinken die Anzahlen der jüngeren Gruppen bis zu einem Alter von unter 50 Jahren. Ab 50 Jahren und älter steigt die Anzahl der Menschen die diesen Gruppen zugehören. Bei den 50 bis unter 65-jährigen steigt die Zahl auf 19,2 Mio. Auf 6 Mio. erhöht sich die der 80 Jahre alten und älteren Menschen. Laut der Prognose soll diese bis 2060 auf 9 Mio. steigen, sodass sich die Anzahl der MEnschen durch den demografischen Wandel innerhalb von 58 Jahre mehr als verdoppelt. Die junge Generation erlebt hingegen einen Verlust, denn die 0 bis unter 20-jähringen mit 15,6 Mio. Jahr 2008 soll auf 10,1 Mio. schrumpfen.[15]

---

[15] Vgl. Statista [o.J.], o.S.

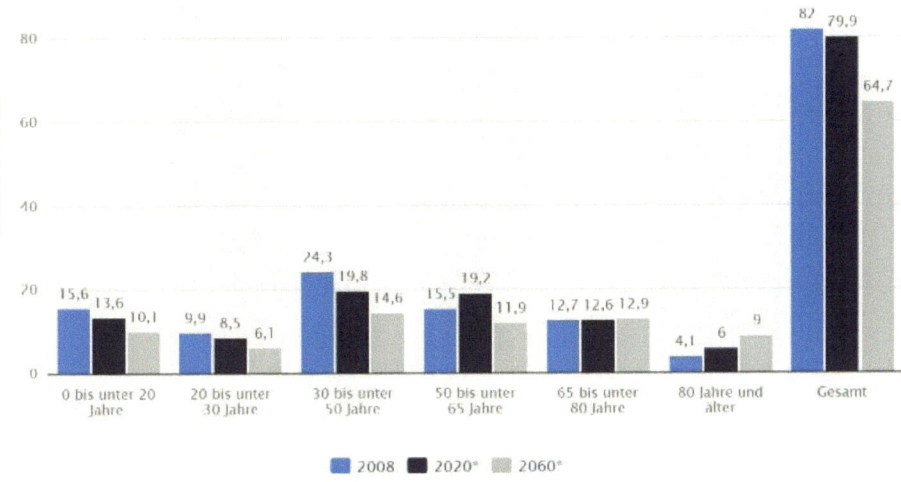

Abb. 1 Bevölkerungsprognose in Deutschland nach Altersgruppen (in Millionen)
(Quelle: Statista [o.J.], o.S.)

Diese Prognose stellt die demografische Entwicklung und die veraltende Bevölkerung dar.

3.2 Entwicklung der Ärzte in Deutschland

Die Gesamtzahl der Ärzte in Deutschland stieg in den Jahren von 1990 bis 2015 von 289,1 Tsd. auf 485,8 Tsd. an. In dem betrachtetem Zeitraum stieg die Zahl der beruflich tätigen Ärzte von 237.700 Ärzten auf 371.300 Ärzte an. Zudem stieg jedoch auch verstärkt die Anzahl der Ärzte ohne ärztliche Tätigkeit. Im Jahr 1990 waren dies 51.400 ohne ärztliche Tätigkeit und im Jahr 2015 114.500. [16]

---

[16] Vgl. Statista [o.J], o.S.

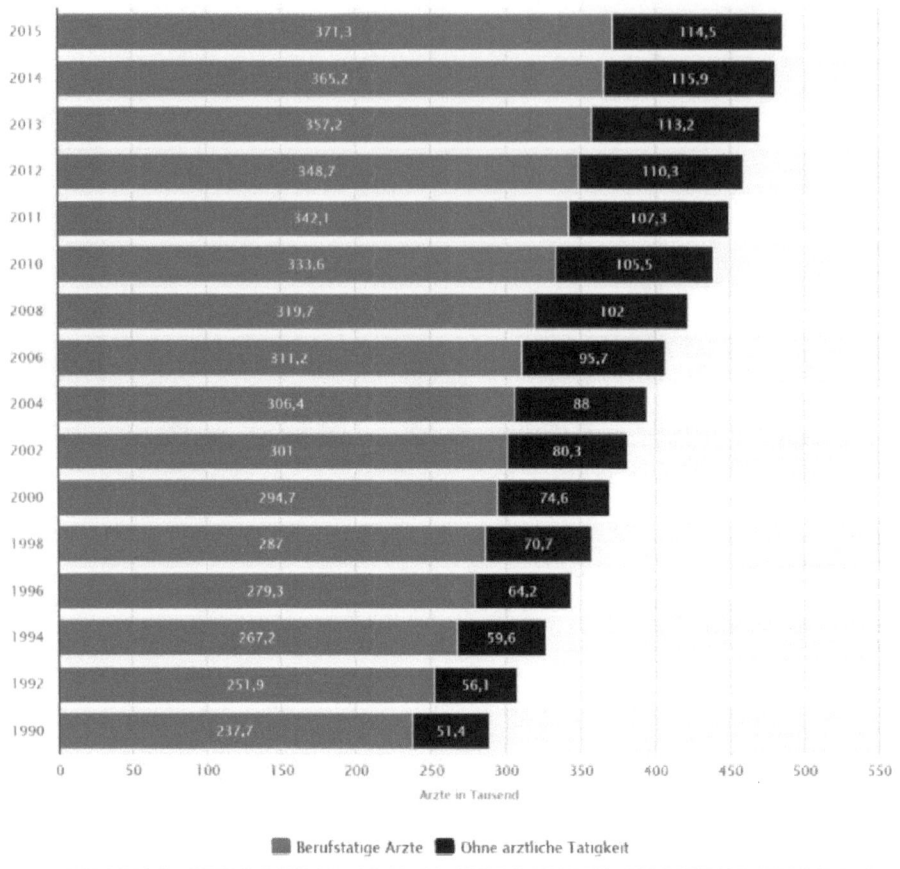

Abb. 2 Gesamtanzahl der Ärzte in Deutschland im Zeitraum 1990 bis 2015 (in 1.000)
(Quelle: Statista [o.J.], o.S.)

4 Aktuelle hausärztliche Versorgung in Deutschland

Damit die aktuelle hausärztliche Versorgung dargestellt werden kann, wird diese im Folgenden erläutert.

In Deutschland waren am Ende des Jahres 2014, laut dem Geschäftsbericht der Kassenärztlichen Bundesvereinigung von 2015, 143.635 Vertragsärzte tätig.[17] Davon befanden sich ca. 45 % der Ärzte in hausärztlicher Tätigkeit, ausgeschlossen jedoch Kinderärzte.[18] Die Zahl der tätigen Hausärzte betrug 54.003.[19] Im Allgemeinen ist ein prozentualer Rückgang der hausärztlichen Versorgung zu beobachten.[20]

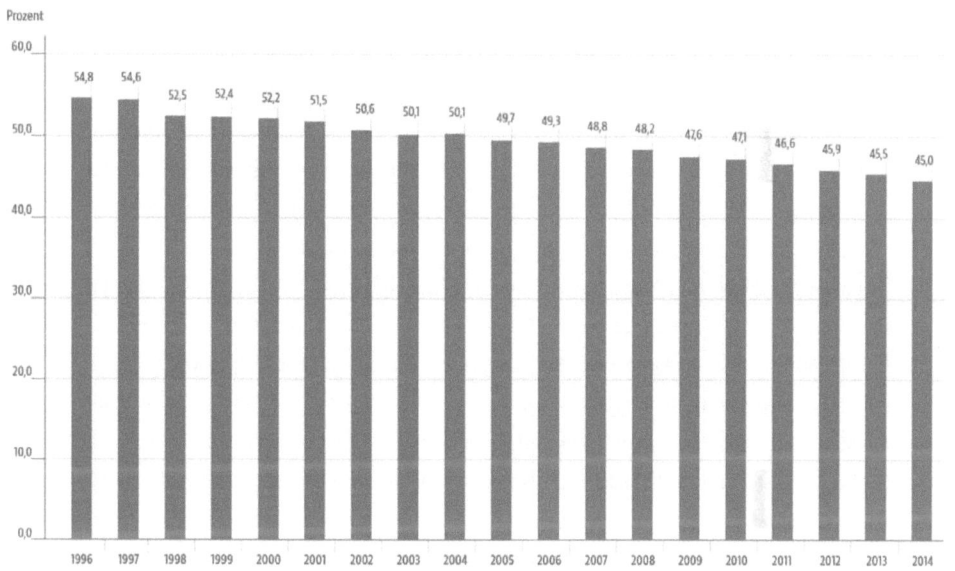

Abb. 3 Verteilung der Vertragsärzte auf die hausärztliche Versorgung
(Quelle: KBV [2015], S. 58)

Im Jahr 1996 betrug der Anteil der Hausärzte an den Vertrgsärzten noch 54,8%. Ab diesem Jahr sank er, um insgesamt 9,8% stetig, sodass im Jahr 2014 45% erreicht wurden. Im Vergleich zu der gesamten Anzahl am Ende des Jahres 2014, mit 143.653 Vertragsärzten, und die am Jahresende von 2011 mit 142.855 Vertragsärzten, lässt sich da-

---

[17] Vgl. KBV [2015], S.51f.
[18] Vgl. KBV [2015], S.58.
[19] Vgl. KBV [2015], S. 51f.
[20] Vgl. KBV [2015], S. 58.

raus schließen, dass die allgemeine Anzahl der im ambulanten Sektor tätigen Ärzte ansteigt[21], jedoch die der Hausärzte um 1.6% gesunken ist[22].

5 Bedarfsbeeinflussende Faktoren der hausärztlichen Versorgung

In den folgenden Abschnitten werden die vier wesentlichen Faktoren, die für die Veränderung und den Mangel der hausärztlichen Versorgung verantwortlich sind, dargestellt. Es wir auf den demografischen Wandel und die unterschiedliche Altersstruktur in der Stadt und auf dem Land, das Medizinstudium, die Altersstruktur der Ärzte und die Stadt-/Landversorgung eingegangen.

5.1 Demografischer Wandel

Durch die demografische Veränderung der Gesellschaft nimmt die ältere Bevölkerung und somit die Morbidität der Patienten zu.[23] Nach Angaben des Statistischen Bundesamtes Deutschlands wir ein Rückgang der Gesamtbevölkerung in Deutschland, im Zeitraum von 2013 bis 2060, von 80,7 Mio. auf 67,5 Mio. Menschen erwartet. In der Gruppe der der 25 bis 65-jährigen ist eine starke Abnahme von 49,2 Mio. auf 34,3 Mio. zu erwarten. Die Gruppe der 65 bis 80-jährigen steigt von 12,4 Mio. auf 13,4 Mio. im Jahre 2060 an und in der Gruppe der 80-jährigen und älteren wird ein Anstieg von 4,3 Mio. auf 8,8 Mio. prognostiziert. Das würde die Anzahl der 80-jährigen und älteren bis 2060 ungefähr verdoppeln.[24] Durch den starken Anstieg des Alters, in der Bevölkerung, wird die Sicherstellung medizinischer Versorgung zunehmend wichtiger.[25] Die Anfälligkeit für Krankheiten erhöht sich zudem, sodass es zu einer erhöhten Multimorbidität führt. Aufgrund der steigenden Morbidität sind mehr Arbeitsstunden des Hausarztes pro Einwohner erforderlich, sodass dadurch weniger Einwohner pro Arzt zugeteilt werden müssten, damit ein Ausgleich entsteht. Die Altersstruktur und damit erhöht vorhandene Morbidität ist auf dem Land problematischer als in der Stadt zu sehen.

Die Abbildung vier stellt die prozentuale Veränderung Erkrankter pro 100.000 Einwohner im Zeitraum von 2007 bis 2050 für 22 ausgewählte Krankheiten dar. Die größte Veränderung mit einer Zunahme von 198% wird bei den Lungenerkrankungen prognostiziert. Die geringste Zunahme mit 14% bei Rückenschmerzen. Zwischen diesen beiden

---

[21] Vgl. KBV [2015], S.51f.
[22] Vgl. KBV [2015], S.58.
[23] Vgl. Schumpelick [2014], S.369.
[24] Vgl. Statistisches Bundesamt Deutschland [o.J.], o.S.
[25] Vgl. Ärzteblatt [2016], o.S.

Krankheiten nehmen 18 weitere Krankheiten bis 2050 erheblich zu, die eine medizinische Versorgung erfordern.[26]

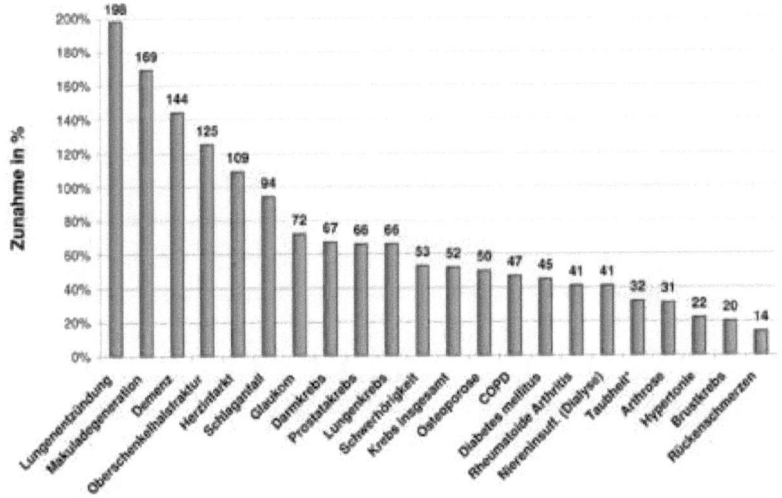

* Grad der Behinderung (GdB) von wenigstens 50 nach SGB IX.

Abb. 4 Prozentuale Zunahme Erkrankter pro 100.000 Einwohner für 22 Krankheiten von 2007 bis 2050
(Quelle: Fritz Beske Institut [2009], S. 10)

5.2 Medizinstudium

Damit der zukünftige Bedarf an hausärztlicher Versorgung abgedeckt werden kann, muss für Nachfolger der in Rente gehenden Hausärzte gesorgt werden. Die Nachfrage der Bewerber für ein Medizinstudium ist sehr hoch. Im Jahr 2016 bewarben sich 43.827 Bewerber zum Wintersemester 2016/2017, insgesamt wurden 9.150 Studienplätze vergeben.[27] Der Grund für die im Vergleich geringe Zahl der vergebenen Studienplätze ist auf der einen Seite die begrenzte Kapazität der Studienplätze, da nur eine gewisse Anzahl ausgebildet werden kann. Auf der anderen Seite ist das Medizinstudium durch den Numerus Clausus staatlich reguliert, sodass nicht alle Bewerber den Anspruch des Numerus Clausus entsprechen. Trotz der großen Anzahl von vergebenen Studienplätzen nehmen sehr wenige, 392 Ärzte und Ärztinnen unter 34 Jahren, nach dem Abschluss des Studiums eine Tätigkeit als Hausarzt auf. Viele der unter 34-jährigen Ärzte und Ärztinnen gehen zum Beispiel in den Bereich der Inneren Medizin (1.388) oder werden im

---

[26] Vgl. Fritz Beske Institut [2009], S.10.
[27] Vgl. Hochschulstart.de [2016], S. 2.

13

Jahr 2014 in der Frauenheilkunde tätig (562).[28] Ein ebenfalls bedeutsamer Punkt ist, dass im Vergleich zu anderen Studiengängen die Abbruchrate der Medizinstudierenden sehr gering ist. Die Anzahl der Ärzte, die als Arzt tätig sind, aber keine Gebietsbezeichnung[29] besitzen ist ebenfalls groß. Am Jahres Ende 2014 gab es in Deutschland bei den unter 34-jährigen 35.687 berufstätige Ärzte und Ärztinnen die keine Gebietsbezeichnung hatten.[30]

Im Allgemeinen ist ein geringer Anstieg, sowohl unter den Bewerbern als auch unter den Studienplätzen, vom Wintersemester 2015/2016 zum Wintersemester 2016/2017 zu erkennen. Die Studienplätze sind von 9.086 auf 9.150 gestiegen und die Anzahl der Bewerber von 43.226 auf 43.827.[31]

Bei einer Podiumsdiskussion in München zu dem Thema „Allgemeinmediziner- wie bekommt man sie aufs Land" sahen die jungen Allgemeinmediziner ein Problem darin, dass das Image des Berufes als Allgemeinmediziner mit Niederlassung, einen schlechten Einfluss auf die Medizinstudierenden habe, sodass sie den Beruf nach dem erfolgreichen Abschluss des Studiums nicht antreten wollen. Denn ‚Viele Krankenhausärzte haben ein völlig verzerrtes Bild vom Hausarzt und sehen gar nicht, wie anspruchsvoll die Hausarztmedizin ist, gerade auch angesichts der demographischen Entwicklung'[32].

5.3 Die Altersstruktur der Ärzte

Durch den, wie oben schon erläutert, demografischen Wandel, altern nicht nur die Patienten, die dadurch zunehmend medizinische Versorgung benötigen, sondern auch die Leistungserbringer. Statistiken zu folgen gehen in den folgenden Jahren etwa ein Viertel der niedergelassenen Ärzte in den Ruhestand.[33] Im Jahr 2014 sind von insgesamt 7.722 niedergelassenen Ärzten, die in der Allgemeinmedizin tätig waren 3.977 zwischen 50 und 59, 1.880 zwischen 60 und 65 und 957 über 65 Jahre alt. Vergleicht man hingegen die Altersgruppen bis 34 mit 57 Ärzten, von 35 bis 39 mit 118 und 733 in der Altersgruppe 40 bis 49, ist zu erkennen, dass die höheren Altersgruppen ab 50 Jahren deutlich stärker vertreten sind als die jüngeren.[34]

---

[28] Vgl. Bundesärztekammer [2014], S.30.
[29] Ärzte die keine Gebietsbezeichnung besitzen sind Ärzte, die keine Facharztausbildung abgelegt haben. Sie arbeiten zu Beispiel als Assistenzärzte in Krankenhäusern oder als Assistenzärzte in einem Angestellten Verhältnis unter Leitung eines Facharztes.
[30] Vgl. Bundesärztekammer [2014], S.30.
[31] Vgl. Hochschulstart [2016], S.2ff.
[32] Deutsches Ärzteblatt [2015a], o.S.
[33] Deutsches Ärzteblatt [2016], o.S.
[34] Vgl. Bundesärztekammer [2014], S.30.

5.4 Die Stadt-/Landversorgung

Die Entscheidung eine Stadt- oder Landniederlassung als Hausarzt zu wählen ist ein entscheidender Punkt für Ärzte, aber auch für die Verteilung von Ärzten. Entscheidet sich der Hausarzt für eine Niederlassung auf dem Land, hat dieser auch ein größeres Einzugsgebiet seiner Patienten. Dies ist wiederum häufig ein Problem für die Ärzte und Patienten, da die Infrastruktur in ländlichen Regionen schwächer ausgebaut ist als die in den Städten und somit für Leistungserbringer und Leistungsempfänger neue Probleme auftreten. Die Ärzte müssen gegebenenfalls Hausbesuche leisten, weil die Patienten nicht mehr in der Lage sind den Weg zur Praxis machen zu können. Andernfalls müssen deutlich größere Strecken für Notdienste vom Hausarzt zurückgelegt werden, als in der Stadt, da die Patienten aus einem viel größeren Einzugsbereich kommen. Eine größere Patientenklientel auf dem Land könnte außerdem zur Folge haben, dass mehr Sprechzeiten geleistet werden müssen. Durch das hohe Alter der Patienten führt es häufig zur Multimorbidität, wodurch ein erhöhter Behandlungsbedarf entsteht und damit zu rechnen ist, dass die Arztstunden pro Patient zunehmen. Es wirken bei der Wahl der Niederlassung eines Hausarztes jedoch auch private Entscheidungsfaktoren ein, wie zum Beispiel das Angebot von Bildungseinrichtungen für die Weiterbildungen des ärztlichen Fachbereiches und die, die für die eigenen Kinder geboten werden. Als auch das berufliche Angebot für Ehe/Lebenspartner. Die Vernetzung unter den einzelnen Ärzten und die damit verbundenen Austauschmöglichkeiten unter Kollegen kann ebenfalls in Auswahl des Gebietes mit hineinbezogen werden. Das allgemeine Freizeit- und Kulturangebot des städtischen oder ländlichen Raumes trägt bei der Wahl der Niederlassung ebenfalls bei.[35]

6 Lösungsansätze

Es wurden in den letzten Jahren zahlreiche Lösungsansätze entwickelt damit der Mangel der hausärztlichen Versorgung, vor allem in ländlichen Regionen gemindert wird. Einer dieser Lösungsansätze wurde in Zusammenarbeit der Kassenärztlichen Vereinigung Sachsen-Anhalt und der Universität Witten/Herdecke entwickelt. Sie wollen Studierenden Stipendien vergebenen, wenn sie sich dazu verpflichten in diesem Bundesland als Hausarzt tätig zu werden. Die Kosten des Stipendiums werden von der Kassenärztlichen Vereinigung getragen.[36]

---

[35] Vgl. Klos/Rehbein [2006], S.13.
[36] Vgl. Deutsches Ärzteblatt [2015b], o.S.

In München schlugen Vertreter junger Allgemeinmediziner vor, dass die Studierenden durch Famulaturen in Landarztpraxen schon frühzeitig in ihrer Studienzeit mit der Tätigkeit als Arzt in ländlichen Regionen in Berührung gesetzt werden sollen. In einer Antwort zu diesem Beitrag wurde gesagt, dass man gezielt an Gymnasien in ländlichen Regionen nach Medizinstudenten suchen soll, um diesen nach dem Abitur eine Chance für das Medizinstudium zu geben, sodass diese in deren Heimat später als Landarzt tätig werden.[37]

Die Kassenärztliche Bundesvereinigung, der Spitzenverband der Krankenkassen und die Deutsche Krankenhausgesellschaft haben im Jahr 2009 in Abstimmung mit der Bundesärztekammer und dem Verband der Privaten Krankenversicherungen ein Förderprogramm Allgemeinmedizin entwickelt. Das Ziel war für mindestens 5.000 Weiterbildungsstellen für Allgemeinmedizin die finanzielle Förderung zu übernehmen. Jedoch wurde im Jahr 2012 von Versorgungsforschern festgestellt, dass der Beitrag des Förderprogramms nur zur Stabilisierung, aber nicht zur Bewältigung des Problems ausreiche, da das zu lösende Problem zu groß sei.[38]

Ein weiterer Lösungsansatz wurde im September 2011 von der Deutschen Gesellschaft für Allgemeinmedizin und Familienmedizin (DEGAM) entwickelt. Die sogenannte „Nachwuchsakademie" soll dabei helfen, Medizinstudierende frühzeitig für die Allgemeinmedizin zu begeistern. Dazu werden jährlich 15 neue Studierende in die Nachwuchsakademie aufgenommen, die dann an einem 3 Jahre langen Förderprogramm teilnehmen dürfen.[39] Die DEGAM schlägt zudem noch einen weiteren Lösungsvorschlag vor. Ab dem Jahr 2020 soll nach der DEGAM ein Pflichtquartal für Allgemeinmedizin in das Medizinstudium eingeführt werden.[40]

Die Kassenärztliche Vereinigung Westfalen-Lippe verabschiedete zum Beispiel mit Wirksamkeit zum 01.07.2016 eine Richtlinie „(…) zur Förderung der Weiterbildung zum Facharzt für Allgemeinmedizin gemäß §75 a SGB V". Diese beinhaltet, wie der Titel schon sagt, eine Förderung für die, die eine Weiterbildung zum Facharzt für Allgemeinmedizin machen. Der allgemeine Förderungszeitraum beträgt dabei maximal 24 Monate wobei der monatliche Zuschuss für einen ganztags beschäftigten Arzt, der die Weiterbildung macht, 4.800€ betrüge.[41]

---

[37] Vgl. Deutsches Ärzteblatt [2015a], o.S.
[38] Vgl. Hillienhof [2014], o.S.
[39] Vgl. DEGAM [o.J.], o.S.
[40] Vgl. Werner [2016], o.S.
[41] Vgl. KVWL [2016], S.1.

Alles in allem werden in ganz Deutschland viele Lösungsansätze entwickelt um den Nachwuchs zu fördern, damit das Problem des Hausärztemangels, in vor allem ländlichen Regionen, keine zu großen Ausmaße nimmt. Trotz alledem ist es schwer eine so große Menge an Studierenden zu erreichen, damit die in Zukunft in Rente gehenden Hausärzte ihre Praxen an diese übergeben können und nicht schließen müssen.

7 Fazit

Zusammengefasst ist die hausärztliche medizinische Versorgung in ländlichen Regionen Deutschlands durch einen Mangel gefährdet. Über die Fragestellungen, die am Anfang der Arbeit gestellt worden sind:

- Warum wird von Ärztemangel gesprochen, wenn die eigentliche Anzahl der Ärzte steigt?
- Hat der demografische Wandel einen so starken Einfluss?
- Warum ist der Ärztemangel auf dem Land höher als in der Stadt?
- Gibt es Möglichkeiten diesen Mangel an hausärztlicher Versorgung zu unterbinden oder wächst dieser so stark, dass wohl möglich in einigen Jahren fast keine hausärztliche Versorgung mehr auf dem Land geben wird?
- Hilft der Bedarfsplan wirklich bei der Versorgung in ländlichen Regionen?

gibt die Arbeit Antworten.

Der Ärztemangel entsteht trotz der steigenden Gesamtzahl der Ärzte[42], weil nur ein geringer Teil der Ärzte als Allgemeinmediziner[43] tätig wird. Im Allgemeinen spielt jedoch der demografische Wandel auch eine gravierende Rolle, denn durch die, besonders auf dem Land, ansteigende Alterung der Gesellschaft[44] und die daraus resultierende steigende Morbidität[45], die Großteiles zu einer Multimorbidität führt, erfordert einen deutlich höheren und intensiveren Aufwand der medizinischen Versorgung. Da der Behandlungsbedarf größer wird, entsteht ein Mangel an vorerst hausärztlicher Versorgung, da dieser Bedarf, aufgrund von Stundenmangel der Ärzte, nicht gedeckt werden kann. Aber nicht nur die Alterung der Patienten fällt unter den Aspekt des demographischen Wandels, sondern auch die Tatsache, dass eine Vielzahl der Allgemeinmediziner in den kommenden Jahren in Rente gehen wird und somit viele Praxen geschlossen werden müssen, da die Nachfolger fehlen. Grundsätzlich steigen die Zahlen der Medizinstudie-

---

[42] Vgl. Statista [o.J.b], o.S.
[43] Vgl. KBV [2015], S. 58.
[44] Vgl. Statista [o.J.a], o.S.
[45] Vgl. Fritz Beske Institut [2009], S.30.

renden[46], jedoch ist es schwer das Interesse dieser für den Hausärztlichen Beruf zu wecken. Ein kleiner Grund dafür ist, dass in der Zeit des Medizinstudiums den Studenten ein schlechtes Image der Hausärzte eingeredet wird.

Der Ärztemangel ist besonders in ländlichen Regionen zu finden, da dort eine höhere Anzahl an älteren Patienten auf dem Land lebt. Auch bei diesem Aspekt ist auf der einen Seite wieder der Mangel der Nachkommen vorhanden. Es spielt zum Beispiel die Unattraktivität der ländlichen Regionen hinzu im Hinblick auf die schlecht ausgebaute Infrastruktur. Nachdem die Studierenden in Städten gelebt haben, um dort ihr Studium zu absolvieren, ist es schwer den ländlichen Raum attraktiv zu gestalten, denn die Bildungseinrichtungen sind nur sehr gering vorhanden oder mit einer langen Fahrtzeit verbunden aber auch das Angebot der Freizeit- und Kulturangebote kann mit denen in der Stadt nicht mithalten. Nicht nur die Nachfolger sind von der mangelnden Infrastruktur betroffen, auch die zurzeit noch tätigen Hausärzte müssen mit diesem Problem kämpfen. Durch das große Einzugsgebiet der Patienten im ländlichen Raum und die demografische Alterung haben viele Patienten nicht die Möglichkeit eine Praxis aufzusuchen, da sie in der Mobilität eingeschränkt sind. Somit kann es vermehrt zu Hausbesuchen kommen die mit langen Fahrten verbunden sind und den Hausärzten die Zeit nehmen, in denen sie eigentlich weitere Patienten in ihren Praxen versorgen müssten. Es führt also zu einem Sprechstundenmangel und daraus folgendem Versorgungsmangel in der hausärztlichen Versorgung. Betrachtet man diese Art und Weise des Versorgungsmangels kann man sagen, dass die Bedarfsplanung das Problem des Ärztemangels nicht lösen kann. Der Bedarfsplan setzt alleine ein zahlenmäßiges Verhältnis heraus. Er betrachtet jedoch nicht die einzelnen Strukturen der Versorgungsgebiete und dem damit verbundenen unterschiedlichen Aufwand. Denn ein Arzt in der Stadt erreicht die Patienten in seinem Versorgungsgebiet deutlich schneller als der Arzt auf dem Land, sodass der Landarzt einen viel größeren Aufwand hat und nicht alle Patienten versorgen kann.

Es gibt jedoch Möglichkeiten und Lösungsvorschläge von vielen Akteuren des Gesundheitswesens, damit der Ärztemangel, besonders in ländlichen Regionen, gelindert werden kann. Er kann nach aktuellem Standpunkt nur gelindert und nicht behoben werden, da die Dimension dieses Problems zu groß ist um den Mangel der hausärztlichen Versorgung zu beheben. Der Großteil des Problems des Ärztemangels sind jedoch monetäre Güter, die also ohne staatlichen Eingriff und Verbesserung nicht behoben werden können von Akteuren wie der Kassenärztlichen Vereinigung oder dem DEGAM.

---

[46] Vgl. Hochschulstart.de [2016], S.2.

III. Literaturverzeichnis

Bundesärztekammer [2014]

Abbildung 1: Struktur der Ärzteschaft 2014 (Zahlen in Tausend). Verfügbar unter: http://www.bundesaerztekammer.de/fileadmin/user_upload/downloads/pdf-Ordner/Statistik2014/Stat14AbbTab.pdf (31.12.2016).

Deutsche Gesellschaft für Allgemeinmedizin und Familienmedizin [o.J.]

DEGAM-Nachwuchsakademie. Verfügbar unter: http://www.degam.de/mehr-informationen.html (02.01.2017).

Deutsches Ärzteblatt [2015a]

Wie sich Hausärzte für den Landberuf begeistern lassen. Verfügbar unter: http://www.aerzteblatt.de/nachrichten/64711/Wie-sich-Hausaerzte-fuer-den-Landarztberuf-begeistern-lassen (24.11.2016).

Deutsches Ärzteblatt [2015b]

Stipendien gegen den Landarztmangel. Verfügbar unter: http://www.aerzteblatt.de/nachrichten/62235/Stipendien-gegen-den-Landarztmangel (24.11.2016).

Deutsches Ärzteblatt [2016]

Junge Hausärzte sind zum Pendeln aufs Land bereit. Verfügbar unter: http://www.aerzteblatt.de/nachrichten/70764/Junge-Hausaerzte-sind-zum-Pendeln-aufs-Land-bereit (24.11.2016).

Fritz Beske Institut [2009]

Pressemitteilung zur Pressekonferenz des IGSF am 25. August 2009 in Berlin. Das Gesundheitswesen auf eine älter werdende Bevölkerung einstellen. - Neue Daten zeigen dringenden Handlungsbedarf auf -, verfügbar unter: http://aok-bv.de/imperia/md/aokbv/politik/reformaktuell/114_pm_lang-msp.doc.pdf (04.01.2017).

Gemeinsamer Bundesausschuss [2013]

Bedarfsplanung. Verfügbar unter: https://www.g-ba.de/institution/themenschwerpunkte/bedarfsplanung/ (04.02.2017).

Hillienhof, A. [2014]

Hausärztemangel: Initiativen reichen nicht aus. Verfügbar unter:
http://www.aerzteblatt.de/archiv/162853/Hausaerztemangel-Initiative-reicht-
nicht-aus (24.11.2016).

Hochschulstart.de [2016]

Daten der bundesweit zulassungsbeschränkten Studiengänge an Hochschulen.
Verfügbar unter:
https://zv.hochschulstart.de/fileadmin/media/zv/nc/wise2016_17/bew_zv_ws16_
17.pdf (14.01.2017).

Kassenärztliche Bundesvereinigung [2015]

Geschäftsbericht. Verfügbar unter:
http://www.kbv.de/html/geschaeftsbericht.php (28.12.2016).

Kassenärztliche Vereinigung Baden-Württemberg [2013]

Bedarfsplan. Der Kassenärztlichen Vereinigung Baden-Württemberg, verfügbar
unter: https://www.kvbawue.de/praxis/vertraege-
recht/bekanntmachungen/bedarfsplanung/ (02.01.2017).

Kassenärztliche Vereinigung Westfalen-Lippe [2016]

Richtlinien der KVWL zur Förderung der Weiterbildung zum Facharzt für Allgemeinmedizin gemäß § 75 a SGB V. Verfügbar unter:
https://www.kvwl.de/arzt/recht/kvwl/allgemeinmedizin_foerderung/richtlinie.pd
f (31.12.2016).

Klose, J./Rehbein, I. [2016]

Ärzteatlas 2016. Daten zur Versorgungsdichte von Vertragsärzten, verfügbar unter:
http://www.wido.de/fileadmin/wido/downloads/pdf_ambulaten_versorg/wido_a
mb_pub-aerzteatlas2016_0716.pdf (02.01.2017).

Nippert, R. P. [2011]

Der „Ärztemangel" als Triebfelder von Auswahlkriterien?, verfügbar unter:
http://www.mft-online.de/files/nippert_aerztemangel_2011-02-24.pdf
(02.01.2017).

Osterloh, F. [2014]

    Ärztestatistik: Mehr Ärztinnen, mehr Angestellte. Verfügbar unter:

    http://www.aerzteblatt.de/archiv/159304/ (02.01.2017).

Rosenbrock, R./ Gerlinger, T. [2014]

    Gesundheitspolitik. Eine systematische Einführung, 3. Auflage, Bern 2014.

Schumpelick, V. [2014]

    Demografischer Wandel und Gesundheit. Lösungsansätze und Perspektiven,

    Freiburg im Breisgau 2014.

Simon, M. [2013]

    Das Gesundheitssystem in Deutschland. Eine Einführung in Struktur und Funk-

    tionsweise, 4. Auflage, Bern 2013.

Statistisches Bundesamt Deutschland [o.J.]

    Ergebnisse der 13. koordinierten Bevölkerungsvorausberechnung. Verfügbar un-

    ter:

    https://www.destatis.de/DE/ZahlenFakten/GesellschaftStaat/Bevoelkerung/Bevo

    elkerungsvorausberechnung/Tabellen/AltersgruppenBis2060.html (02.01.2017).

Statista [o.J.a]

    Bevölkerung in Deutschland nach Altersgruppen in den Jahren 2008, 2020 und

    2060 (in Millionen). Verfügbar unter:

    https://de.statista.com/statistik/daten/studie/71539/umfrage/bevoelkerung-in-

    deutschland-nach-altersgruppen/ (29.12.2016)

Statista [o.J.b]

    Gesamtzahl der Ärzte in Deutschland im Zeitraum von 1990 bis 2015 (in 1.000).

    Verfügbar unter:

    https://de.statista.com/statistik/daten/studie/158869/umfrage/anzahl-der-aerzte-

    in-deutschland-seit-1990/ (02.01.2017).

Wasem, J./ Staudt, S. [2013]

    Medizinmanagement. Grundlagen und Praxis, Berlin 2013.

Werner, S. [2016]

    Starkes Plädoyer für Pflichtquartal. Der "Masterplan Medizinstudium 2020" will die Ausbildung neu ordnen. Die DEGAM drängt verstärkt darauf, darin endlich ein Pflichtquartal "Allgemeinmedizin" zu verankern, verfügbar unter: http://www.aerztezeitung.de/politik_gesellschaft/default.aspx?sid=904840&cm_ mmc=Newsletter-_-Newsletter-C-_-20160215-_-Politik+%26+Gesellschaft (02.01.2017).

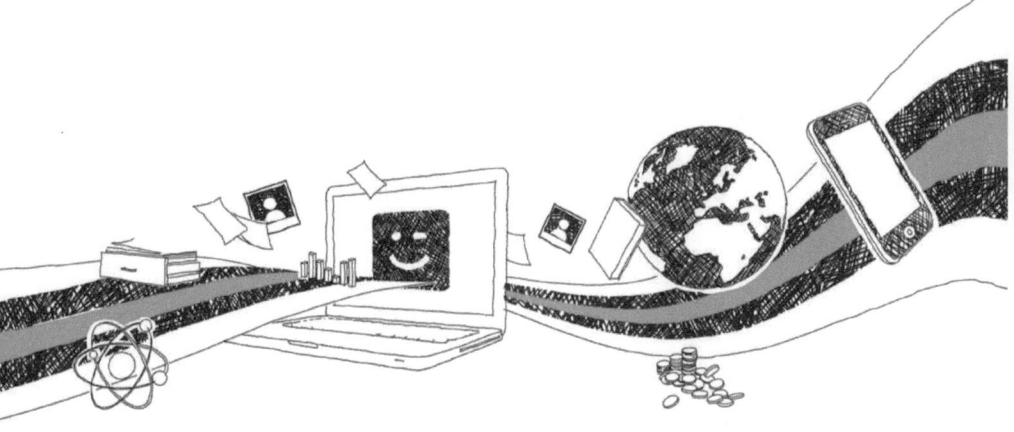
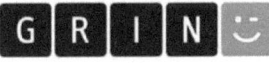